AF234111

NOTICE

SUR

L'EAU MINÉRALE

DE SELTERS.

METZ,

DE L'IMPRIMERIE DE C. LAMORT.

1823.

NOTICE

SUR

L'EAU MINÉRALE DE SELTERS,

(OU SELTZ),

SES PROPRIÉTÉS ET VERTUS CURATIVES;

DESCRIPTION DE LA FONTAINE;

Le tout extrait de différens ouvrages qui ont paru jusqu'à ce jour sur ce sujet.

Depuis très-long-temps l'usage est établi à la fontaine de Niederselters, de délivrer à ceux des consommateurs de ses eaux qui le désirent, une notice contenant l'historique de sa découverte, l'indication de ses propriétés physiques et chimiques, et de ses vertus curatives.

Cette notice avait été composée par le célèbre Fréderich Hoffmann, médecin royal en Prusse, professeur à l'université de Halle, et mort en 1742, dans la même ville, auquel l'eau de Selters est en partie redevable de sa grande réputation en Europe et même dans le nouveau monde (1). Cet ouvrage a pour titre :

---

(1) La source de Selters était connue depuis bien long-temps, lorsque cette notice vit le jour. D'après divers documens, elle existait comme propriété communale dès l'année 1000, et fut découverte de nouveau en 1500 ou 1560. Comblée pendant la guerre de 30 ans, elle a été depuis déblayée et rétablie. Le docteur Jacob Théodor, de Worms, en a donné une description pompeuse au vingt-cinquième chapitre d'un ouvrage dont il est l'auteur, et qui parut en l'année 1561.

I

Relation succincte de la fontaine de Selters ; des principes , de l'efficacité de ses eaux , ainsi que de la manière de l'employer dans les différentes maladies , en la buvant pure ou mêlée avec du lait. Par Fréd. Hoffmann , etc.

Ce traité parut d'abord à Halle, en 1727 ; ensuite dans différentes villes de l'Allemagne, et nommément à Coblentz, en 1737, 1748 et 1766. Il fut également traduit en français par le docteur P. T. Leweling, professeur à Trèves, et publié à Nancy, en 1738.

Quoique renfermant une foule de données vraies et utiles sur l'administration et l'emploi de l'eau minérale de Selters, cet ouvrage ne se trouvant plus au niveau des connaissances, sous le rapport de l'analyse chimique, de nos jours tant perfectionnée, on a cru devoir, en 1815, y intercaler une notice publiée à Marbourg, à la même époque, sous le titre de :

Description des eaux de Selters , soumise à l'examen du docteur Ferdinand Wurzer. Par J. F. Westrunb.

Cette description est proprement l'extrait d'un plus grand ouvrage, composé par deux des plus célèbres chimistes de l'Allemagne : MM. Jean-Gérard Reinhard Andreas et J. F. Westrunb, mais que des circonstances purement accidentelles ont empêché jusqu'ici de paraître. Cet ouvrage, auquel les auteurs mettent dans ce moment la dernière main, doit renfermer la description physique et l'analyse chimique de l'eau de Selters, avec l'indication exacte de ses propriétés médicinales, et de son emploi dans toutes les circonstances où on peut en faire usage. Toutefois, comme l'époque de sa mise au jour n'est encore ni annoncée ni connue, on a jugé à propos, en attendant, de publier, avec quelques additions tirées d'autres écrits modernes sur le même sujet, un extrait de celui de Westrunb, lequel renferme des expériences nouvelles d'un très-grand intérêt.

Au surplus nous ferons observer qu'on ne doit faire usage de l'eau de Selters, dans les maladies graves et même contre les indispositions sérieuses, que d'après le conseil d'un médecin expérimenté ou sous ses yeux. Mais veut-on l'employer comme boisson ordinaire ou d'agrément, en la buvant pure ou mêlée avec du vin ? on n'a alors d'autres conseils à suivre que son propre goût.

La fontaine de Selters tire son nom du village de Niederselters, qui appartenait autrefois à l'électorat de Trèves, passé à la maison de Nassau par suite du recès de l'empire en 1803, et faisant actuellement partie du bailliage d'Idsteim. Ce Niederselters ne doit pas être confondu avec Oberselters qui en est peu éloigné, ni avec Selters sur la Lahn, encore moins avec Selters, bailliage du même nom ; ces trois villages faisant aussi partie du duché de Nassau. Niederselters est situé dans une vallée riante et agréable, arrosée par la petite rivière d'Ems, et éloigné de trois lieues de Limbourg, quatre de Dietz, onze de Francfort, dix de Mayence et onze de Coblentz.

A une portée de fusil du village, et tout près de la grande route qui conduit de Cologne à Francfort, se trouve la fontaine de Selters, entourée de bâtimens et dépendances nécessaires à son exploitation, ainsi que de promenades agréables. Cette route, celles qui conduisent à Giésen et à Mayence, et la Lahn, rivière navigable à trois

lieues de là , servent à transporter l'eau de Selters,
aux lieux d'où on l'expédie dans toutes les parties
du monde.

L'eau jaillit du fond de la source avec un grand
bouillonnement et en formant une quantité innom-
brable de petites bulles qui viennent crever à la
surface. Le mesurage qui s'en fait trois fois par
année , en nettoyant la fontaine, a fait reconnaître
qu'elle donne l'un dans l'autre vingt mesures à
deux livres l'une, poids de Cologne, par minute
(117000 ohne à 170 litres l'une, par année), d'une
eau claire et limpide comme le cristal, ayant une
saveur piquante, aigrelette et très-agréable quoi-
qu'un peu alcaline, caractères qui ont été cons-
tamment les mêmes depuis des siècles.

Quelle que soit la saison et l'état de l'atmos-
phère, la température de la source est toujours
la même, c'est-à-dire de 13 à 15 degrés, ther-
momètre de Réaumur (62 à 66, échelle de Fah-
renheit.)

D'après les analyses les plus récentes qu'on doit
aux deux célèbres chimistes Andreas et Westrunb,
100 pouces cubes, ou 60 5/12 onces d'eau de
Selters, contiennent :

A, en substances fixes,

1°. Muriate de soude	96	26/28 grains.
2°. Carbonate de soude	97	»
3°. Sulfate de soude	4	15/16
4°. Oxide de fer	»	3/4
5°. Carbonate de chaux	14	1/4
6°. Carbonate de Magnésie	8	3/4
7°. Silice	1	1/4

TOTAL. . . . . 225 319/416 grains.

B. en gaz acide carbonique. . . 124 pouces cubes.

L'eau qui coule éloignée de la source est entièrement exempte de fer ; mais celle qui est puisée à la fontaine contient la très-petite quantité d'oxide de ce métal, relatée à l'analyse ci-dessus.

La découverte du sulfate de soude dans l'eau de Selters, faite par Westrunb en 1793, a procuré, dans ces derniers temps, des éclaircissemens précieux sur le mauvais goût et l'odeur désagréable que cette eau, et plusieurs autres qui renferment des sulfates, contracte quelquefois, alors qu'elle a été introduite avec soin dans les cruchons, et que ceux-ci sont exactement bouchés. Ce goût particulier que l'on a comparé à celui qu'on nomme vulgairement *goût pourri*, dans la persuasion qu'il est effectivement le résultat de la corruption de ce liquide, ou de quelques-uns de ses principes constituans, résulte d'une cause qui a été pendant long-temps inexpliquée par les chimistes et les médecins, mais qui, cependant, n'a jamais été attribuée par eux à aucun mouvement désorganisateur dans ce liquide, par la raison que le muriate de soude et plusieurs des autres sels qui entrent dans sa composition, ont été de tous temps reconnus comme des antiseptiques puissans, aussi bien que le gaz acide carbonique qui y abonde, lequel jouit éminemment aussi de la même propriété, ainsi que cela a été constaté il y a plus de soixante ans, par le célèbre anglais Macbride.

L'eau de Selters n'est donc jamais putressente dans la véritable acception de ce mot; mais, d'après les expériences de Westrunb et de quelques autres chimistes distingués, elle peut éprouver, dans certains cas, une altération manifeste qui lui communique une saveur et une odeur désagréables.

Voici de quelle manière ce changement a lieu : de la paille, du foin ou tout autre substance végétale, se trouvant accidentellement renfermée dans cette eau et en contact immédiat avec elle, se décomposent après un certain laps de temps ; il résulte de cette décomposition plusieurs élémens gazeux, et entre autres du gaz hydrogène (1) dont une portion s'unit à de l'oxigène provenant de l'acide sulfurique de sulfate de soude qui est décomposé, et l'autre partie au soufre qui est mis à nu ; cette dernière combinaison donne naissance à du gaz hydrogène sulfuré (acide hydrosulfurique), et c'est ce composé qui, en s'unissant à l'eau ou s'y interposant, lui communique la saveur et l'odeur d'œufs pourris ; il arrive aussi, dans quelques circonstances, qu'une petite quantité de soufre s'unit en même temps au fer pour former un sulfure de ce métal qui apparaît sous forme de flocons noirs ; dans ce cas, ce sulfure est susceptible de décomposer des portions d'eau.

Toutes les eaux minérales qui, comme celle de Selters, contiennent des sulfates, sont, d'après une expérience de Westrunb, habiles à produire du gaz hydrogène sulfuré, si, ayant mis dedans un brin de paille, la bouteille qui la renferme est tenue dans une position droite pendant trois ou quatre semaines. Au surplus l'eau de Selters qui a été détériorée comme il vient d'être dit, n'en jouit pas moins de l'intégrité de ses vertus médicinales ; cette modification lui en ajoute même de nouvelles, en la rendant dépurative de la masse

---

(1) Les végétaux et les substances qui en proviennent sont composés d'oxigène, d'hydrogène et de carbone.

du sang : il est vrai de dire cependant qu'alors sa saveur est désagréable, mais ceci n'est un inconvénient que pour les personnes qui en font une boisson d'agrément.

Toutefois, afin de parer à cet accident, les plus minutieuses précautions sont prises à l'établissement, pour que, dans le transport des cruchons vides, il ne puisse s'y introduire ni foin ni paille; aussi l'alteration dont il s'agit, n'a-t-elle lieu que bien rarement avec des cruchons neufs; mais elle s'annonce malheureusement plus souvent, quand d'anciens cruchons emballés sans soin par les voituriers, sont envoyés des environs à la fontaine, pour y être remplis. Ce n'est pas qu'ils ne soient alors parfaitement rincés et nettoyés, avant de recevoir l'eau, mais il peut arriver et il arrive en effet très-fréquemment, malgré la plus vigilante attention, qu'un corps étranger végétal et sur-tout un brin de paille y reste attaché dans l'intérieur.

Les personnes des lieux peu éloignés de la fontaine, qui expédieraient elles-mêmes de tels cruchons devront donc surveiller avec le plus grand soin leur expédition; cela est d'autant plus important pour elles que les ouvriers ont des ordres formels pour que les mêmes cruchons leur soient réexpédiés, l'établissement n'en employant jamais pour son propre compte, que de neufs et de la meilleure qualité. Au surplus on répète ici que la formation du gaz hydrogène sulfuré dans l'eau de Selters, n'en rend pas l'usage moins salubre.

L'eau de Selters, ainsi que toutes celles qui tiennent en dissolution des substances alcalines, noircit un peu les vins blancs et rouges auxquels on la mêle; cet effet est innocent; il est dû, d'après les observations de Westrunb, à l'action chimique que la sonde et l'oxide de fer contenus dans cette eau, exercent sur la partie colorante des vins.

L'expédition de notre eau minérale se fait dans des cruchons de la contenance d'une mesure (environ un litre trois quarts) et d'une demi-mesure. Ces cruchons sont fabriqués avec le plus grand soin, d'une argile particulière à diverses communes du duché de Nassau ; sur chacun d'eux est un écusson au milieu duquel sont empreintes les lettres initiales H. N. — (Duché de Nassau), surmontées d'une couronne et entourées d'une légende formée du mot *Selters*. Les lettres au-dessous indiquent le nom et la demeure du fabricant.

Les plus grandes précautions sont prises par l'administration, pour s'assurer de la bonne qualité des cruchons destinés à recevoir l'eau de Selters. A cet effet, on les place remplis d'eau ordinaire, verticalement sur un plancher et tous ceux qui au bout de 24 heures, ont laissé suinter la moindre portion du liquide qu'on y a introduit, sont brisés sur - le - champ, étant reconnus d'une fabrication vicieuse.

Le remplissage des cruchons se fait avec les plus grands soins et la plus grande propreté ; d'abord imbibés et rincés avec l'eau minérale qui coule dans un bassin particulier, on les plonge ensuite au milieu de la source pour être remplis, puis les ayant retirés convenablement pleins, ils sont à l'instant même bouchés très-hermétiquement, plongés par l'extrémité de leur col, dans de la poix fondue, coiffés d'une peau blanche, qui est elle-même recouverte de poix liquide, sur laquelle on applique le cachet de l'administration, où sont gravées les lettres initiales **H. N** avec l'indication de l'année en légende. A chaque renouvellement de l'année, on fait graver un nouveau cachet; l'ancien étant mis au rebut après la saison. La recommandation expresse que font beaucoup de personnes, pour qu'il ne leur soit expédié que de l'eau fraîchement puisée, est inutile et superflue, par la raison qu'à Selters même, il n'y a jamais de cruchons pleins en magasin, l'abondance de la source et les dispositions faites pour la célérité du remplissage, permettant d'exécuter sans retard toutes les demandes, n'importe de quelle quantité elles soient.

Le transport par terre s'effectue en caisses de 25, 40, 50 et 60 cruchons, ou en vrague sur des voitures. — L'emballage se fait toujours par les emballeurs de l'établissement, lesquels sont tellement au fait de ce travail, qu'il n'arrive presque jamais d'accident dans leur trajet.

Il est parfaitement indifférent, pour la qualité de l'eau de Selters, que les cruchons qui la renferment soient transportés en vrague sur des voitures, ou emballés. Cependant le transport en caisse est préférable pour les pays éloignés, sur-tout lorsqu'il y a déchargement en route, attendu qu'on ne trouve pas par-tout des ouvriers capables de bien exécuter ce travail, et alors la perte résultant de la casse, excède la modique dépense des caisses.

Lorsqu'on le demande, on fait aussi emballer les cruchons d'eau dans des paniers, dont le prix est bien moins coûteux que les caisses; mais ce mode d'expédition ne peut être employé que pour les eaux dont le transport s'effectue par Cologne, attendu que les paniers se fabriquent dans cette ville, les osiers nécessaires à leur confection ne se trouvant pas à Niederselters.

Au surplus la bonne conservation de l'eau de Selters, attestée par un nombre immense de consommateurs, est le meilleur garant qu'on puisse donner, des soins que l'on met à son expédition, dans toutes les contrées du monde. En effet, il est connu que cette eau se boit non - seulement en Europe, mais aussi dans les Indes orientales et occidentales, où elle est expédiée comme lest des bâtimens ; elle passe la ligne plusieurs fois sans éprouver d'altération, et même on a eu souvent occasion de s'assurer que des cruchons bien bouchés, bien cachetés, contenaient· cette eau dans un état de conservation parfaite, après six années et plus de garde.

Les demandes doivent être maintenant adressées *au bureau général du débit des eaux minérales du duché de Nassau*, à *Niederselters*. On continuera d'en faire les envois avec la plus parfaite exactitude.

Dans un ouvrage ayant pour titre : *Examen pratique des principales eaux minérales de l'Allemagne, d'après la propre expérience de l'auteur.* Deuxième édition, 1820, page 233 à 239, par le conseiller d'état Hufeland, médecin du roi à Berlin. Ce savant célèbre s'exprime comme il suit sur les effets salutaires de l'eau minérale de Selters :

« Parmi toutes les eaux minérales, il n'y en » a point d'aussi généralement en usage sur la sur- » face du globe que celle de Selters ; elle est non- » seulement connue et estimée en Europe, mais

» .aussi en Amérique, au Cap de Bonne-Espérance,
» à Batavia, etc., et le débit annuel qui s'en fait
» monte à plus de 1,500,000 de cruchons.

« Cette eau est, sous tous les rapports, digne
» de sa haute réputation, et mérite la préférence
» qu'on lui accorde universellement; sa saveur
» agréable, son effet vivifiant et en même temps
» calmant, ses vertus favorables à presque tous
» les tempéramens comme à presque toutes les ma-
» ladies, et ses effets éminemment salutaires dans
» la plupart d'entre elles, la font généralement re-
» garder comme précieuse, non-seulement aux per-
» sonnes malades, mais encore à celles jouissant
» d'une bonne santé. C'est une eau simplement sa-
» line, contenant une très-grande quantité de gaz
» acide carbonique.

« La plupart des médecins praticiens ont re-
» connu et proclamé en différens pays qu'elle sti-
» mule et reconforte l'économie en favorisant toutes
» les secrétions, et plus particulièrement celles des
» urines et de la peau; qu'elle augmente sur-tout
» l'activité du système lymphatique et glanduleux,
» et celle des poumons.

» Elle est d'une digestion facile dans les premières
» comme dans les secondes voies, et n'occasionne
» aucune irritation ni congestion sanguine; aussi
» peut-elle être employée avec un égal succès,
» par les personnes les plus robustes et pléthoriques,
» et par les individus d'une constitution faible et
» délicate; elle convient également dans les mala-
« dies qui sont causées par l'inertie et la faiblesse du
» système vasculaire, dans les obstructions, les
» différentes sécrétions et évacuations supprimées,
» les incommodités hémorrhoïdales et même les

» flux arrêtés de ces tumeurs, dans les maladies
» bilieuses et les infiltrations du foie, dans les af-
» fections goutteuses et scrophuleuses; et si, comme
» remède principal, elle n'opère pas toujours la
« guérison, elle n'en a pas moins un très-grand
» mérite comme remède secondaire.

» Mais cette eau est d'une efficacité incontestable
» et doit être regardée comme extrêmement précieu-
» se dans les maladies chroniques des poumons, et
» même dans la plus fâcheuse de toutes, la phthisie
» confirmée, souvent même lorsque les médica-
» mens les plus héroïques ont échoué contre cette
» funeste maladie, ou que leur action, beaucoup trop
» violente, a forcé à en suspendre l'usage ; l'eau
» de Selters produit des effets extraordinaires dans
» toutes les espèces de phthisie, soit muqueuses, tu-
» berculeuses ou inflammatoires. Dans la première,
» au moyen de ses propriétés légèrement excitan-
» tes, elle stimule et vivifie les vaisseaux relâchés
» et les glandes lymphatiques. Dans la deuxième elle
» fond et dissout les engorgemens glanduleux, sans
» occasionner d'irritation ou d'inflammation, causes
» qui obligent souvent à suspendre l'emploi d'aucun
» remède. Dans la troisième elle convertit les sé-
» crétions anomales ou irrégulières en sécrétions
» régulières, et par-là, fait cesser la suppuration,
» qui dans les commencemens de la maladie, n'est
» ordinairement que superficielle.

« A l'appui de ces assertions qui sont fondées
» sur ma propre pratique et sur un grand nombre
» d'expériences, je pourrais citer l'exemple de beau-
» coup de cas de cette espèce qui ont parfaitement
» réussi. Je dirai encore que l'eau de Selters peut
» opérer bien utilement, même alors que la phthisie

» purulente est parvenue à un haut degré, et je
» n'hésite pas d'affirmer que, parmi la foule des
» remèdes ou médicamens proposés pour le traite-
» ment de cette maladie, l'eau de Selters, le lait
» d'ânesse et le lichen d'Islande, sont les premiers,
» et qu'entre ceux-ci, l'eau de Selters est celle qui
» peut être employée dans le plus grand nombre
» de cas et avec le plus de succès, par la raison que
» dans plusieurs cas de tubercules aux poumons, le
» lichen d'Islande est reconnu nuisible.

» Ce qui précède montre que l'eau de Selters est
» de nature à être administrée avec un très-grand
» succès dans bien des maladies, mais il semble
» qu'elle soit sur-tout efficace dans celles qui ont
» leurs siége aux poumons, en opérant dans les
» vaisseaux de cet organe et dans les glandes une
» douce excitation qui n'est jamais assez intense
» pour, en accélérant par trop la circulation géné-
» rale, y porter le sang en grande abondance. Dans
» ce cas on augmente encore son effet en la coupant
» avec un tiers de lait chaud, principalement du
» lait d'ânesse, lequel tempère et modère ce que
» son action a de trop excitant, en ajoutant à ses
» propriétés actives. Toutefois il convient d'être
» fort circonspect sur l'usage de cette eau, et de
» ne la donner qu'avec les plus grandes précau-
» tions lorsqu'il y a une disposition marquée du
» sujet à l'hémoptysie, par la raison que, contenant
» une grande proportion de gaz acide carbonique,
» elle participe nécessairement de l'effet particulier
» de cet agent, de disposer aux hémorragies. Dans
» ce cas son mélange avec du lait chaud, qui dé-
» termine le dégagement d'une partie de son gaz
» acide, est un excellent moyen pour en atténuer

» les effets. Au surplus on conçoit que pour obtenir
» quelque effet de cette eau, la dose doit en être
» portée un peu haut, c'est-à-dire, qu'il faut
» en boire au moins un cruchon par jour.

» L'eau de Selters est également d'un excellent
» effet dans les affections spasmodiques de la res-
» piration que l'on connaît sous les noms d'asthme
» humide, d'asthme sec, glaireux, sanguin, etc.,
» et spécialement pour ce dernier qui est prin-
» cipalement occasionné par la suppression de l'é-
» vacuation hémorroïdale ; elle n'est pas d'un effet
» moins avantageux dans les maladies des reins
» et de la vessie, contre la gravelle, le catarre
» de la vessie, la difficulté d'uriner et pour fondre
» les calculs vesicaux. Si elle ne guérit pas toujours
» ces maladies, du moins procure-t-elle beaucoup
» de soulagement, en diminuant et calmant les
» crampes de la vessie et les dyssuries qui en sont
» les suites ; néanmoins, pour quelques-unes de ces
» affections, elle agit presque comme spécifique,
» telle est, par exemple, sa manière d'agir dans
» le cas de calculs urinaires et dans la gravelle,
» où la grande utilité du gaz acide carbonique,
» est reconnue depuis long-temps ; on peut même,
» pour ces maladies, en rendre l'effet bien plus
» actif, en y faisant dissoudre un peu de sous-carbo—
» nate de soude, et de cette sorte, composer d'imi-
» tation le produit qui porte le nom d'eau d'acide
» carbonique alcaline (*aqua mephitico alkalina*),
» si justement vantée comme anti-calculeuse.

» Il est des individus, mais à la vérité en petit
» nombre, à qui l'usage de l'eau de Selters est
» contraire; ce sont ceux qui, d'une constitution
» très-débile, sont sujets à l'ypocondrie et aux

» vapeurs; ceux-là feront bien de s'en abstenir,
» elle leur occasionnerait des flatuosités très-
» incommodes.

» Les propriétés actives de l'eau de Selters,
» et des autres eaux minérales qui tiennent une
» grande proportion de gaz acide carbonique,
» ne dépendent pas seulement, selon moi, de la
» quantité de ce gaz, qui leur est uni, puisque
» de pareilles quantités et même de bien plus
» grandes, peuvent être ajoutées dans les eaux
» minérales qu'on prépare artificiellement; mais il
» est indubitable qu'elles consistent dans la com-
» binaison parfaite et intime de ce gaz avec le
» véhicule, combinaison qui, en raison de sa per-
» manence et de sa presque indestructibilité dans
» l'eau de Selters, conserve ses vertus curatives,
» tant à l'extérieur qu'intérieurement, et fait que
» son principe gazeux ne se dégage jamais dans
» l'estomac et n'occasionne conséquemment aucun
» rapport ni pesanteur. En outre, des observations
» multipliées, faites par les plus habiles médecins,
» ont montré qu'elle est promptement portée dans
» les secondes voies et de là dans tout le système
» de notre économie. D'un autre côté, on sait
» par l'analyse du chimiste Westrumb, qu'elle
» conserve plus long-temps, étant exposée à l'air,
» son principe gazeux, qu'aucune autre eau de la
» même nature. »

Ce dernier paragraphe de l'opinion sur l'eau
de Selters, de M. le conseiller d'état Hufeland,
un des médecins les plus distingués de l'Europe
et des auteurs qui ont le mieux écrit sur les eaux
minérales, nous semble devoir être pris en con-
sidération par les personnes qui s'imaginent que

l'eau de Selters factice qu'on prépare dans les laboratoires des chimistes, et dont on a même établi des fabriques dans les grandes villes, peut remplacer la naturelle. Nulle doute que l'art chimique ne puisse charger de l'eau d'une proportion considérable de gaz acide carbonique, qu'il ne puisse aussi y ajouter dans les proportions requises, des sels, de l'oxide de fer, de la silice, etc. Mais ce composé d'imitation qui peut avoir son utilité dans quelques circonstances, ne pourra jamais, nous ne craignons pas de l'affirmer, réunir les qualités et avoir les vertus de l'eau de Selters, sortant du sein de la terre, préparée, élaborée des mains de la nature, au moyen de procédés qu'ils n'est pas au pouvoir de l'homme de connaître et moins encore d'imiter.

Le célèbre médecin de Zimmermann, d'Hanovre, qui naguère avait célébré les effets extraordinaires de l'eau minérale de Selters, principalement dans les engorgemens de foie et des autres viscères abdominaux, ayant depuis reconnu, d'après sa propre expérience, que cette eau, dont la réputation dans les affections du poumon, avait reçu quelque atteinte par suite de l'emploi inconsidéré qu'on en a fait à une époque dans la phthisie avancée ou mortelle, était effectivement d'une très-grande efficacité quand on l'administre dès le commencement de cette maladie, et pendant que les poumons ne sont pas ulcérés, ou que les ulcères ne sont pas encore en suppuration, sur-tout si l'usage en est secondé par un régime et des remèdes bien appropriés.

Dans un ouvrage publié à Mayence en 1800, par le docteur Ritter, et ayant pour titre : *Description des choses remarquables de la ville de Wiesbaden et de ses environs, principalement celles qui ont rapport aux eaux minérales;* ce médecin parle dans les termes suivans des propriétés médicinales de l'eau de Selters :

« Les effets salutaires et bienfaisans de cette eau » sur les poumons et dans plusieures circonstances, » sur le système des voies urinaires, sa force dissol- » vante sur les glaires, sa puissance particulière » pour opérer toutes les sécrétions, et son influence » générale sur la masse des humeurs, sont assez » connues, même du vulgaire, pour qu'il ne soit » pas besoin de les rapporter ici. »

Des médecins très-réputés et qui ont long-temps pratiqué dans les environs de Selters, ont remarqué que les fièvres y sont très-rares, ce qu'ils attribuent à l'usage habituel que font les habitans de l'eau de Selters. Ces médecins ont aussi reconnu, avec le célèbre Strack, conseiller et médecin de l'électeur de Mayence, que l'eau de Selters est un excellent remède contre les pâles couleurs, la jaunisse, l'hypocondrie, l'hystérie, les règles supprimées ou dérangées, les maladies de la peau, les affections scrophuleuses, la goutte et les douleurs rhumatismales.

Le célèbre Richter, professeur à Gottingue, dans sa *Thérapeutique spéciale,* ouvrage publié par son fils, à Berlin, en 1820 et 1821, recommande expressément l'emploi de l'eau de Selters dans les inflammations du foie, les ulcères cancereux de l'estomac, produits par son excessive inflammation, dans les rhumatismes chroniques, l'hydropisie chronique qui survient après la fièvre scarlatine, contre le scorbut, particulièrement celui de mer, dans les vomissemens si incommodes qui se manifestent pendant la grossesse des femmes, dans les engorgemens des voies urinaires, contre la pierre, dans les fièvres lentes ou hétiques, contre la toux convulsive causée par un épanchement de lait ou des humeurs âcres fixées sur les poumons, dans l'ulcération des poumons, après que l'inflammation a cédé, dans la phthisie pulmonaire quand le malade n'a pas de coliques, dans les crampes et les indispositions qui affligent les hypocondriaques et les hystériques, dans la convalescence de la coqueluche, sur-tout lorsque la maladie a été longue et accompagnée de crachement de sang.

· Nous avons consigné textuellement ci-dessus, l'opinion du célèbre Hufeland sur l'eau minérale de Selters, parce qu'il nous a paru utile de ne dire que ce qu'il a écrit lui-même, et de le dire sans la moindre altération. Quant aux autres médecins dont nous avons aussi invoqué le témoignage, nous nous sommes bornés à extraire de leurs ouvrages ce que nous avons jugé digne d'éclairer le public sur les admirables vertus de l'eau de Selters, et sur sa salubrité comme boisson ordinaire. Nous terminerons en consignant ici un passage de l'ouvrage publié à Mayence en 1821, par le docteur Welzler, conseiller médicinal à Augsbourg, où il est dit ce qui suit :

« Les eaux acidules, émollientes et raffraîchis-
» santes, parmi lesquelles l'eau de Selters tient le
» premier rang, ne sont, à tort sans doute, em-
» ployées que très-rarement dans les maladies in-
» flammatoires ; elles sont non-seulement une bois-
» son agréable et rafraîchissante pour les malades,
» mais encore un excellent remède dans les fièvres et
» dans les inflammations des membranes pituitaires,
» sur-tout dans la période de son déclin, et principa-
» lement pour en provoquer et faciliter la crise. On
» devrait en faire un bien plus grand usage dans les
» hôpitaux civils et militaires, ainsi que dans les
» maisons de santé où l'on néglige beaucoup trop
» le secours des eaux minérales dans les maladies
» chroniques ; combien d'individus attaqués de pul-
» monie lui devraient leur guérison. »

Enfin, on doit rappeler ici un emploi de l'eau
de Selters, qui devrait être généralement connu,
et qu'on semble cependant ignorer, c'est la propriété reconnue par un grand nombre d'expériences, d'agir, en s'en rinçant la bouche plusieurs fois
par jour, et sur-tout le matin et après les repas, sur
les gencives, de les fortifier et maintenir saines, en
même temps qu'elle conserve et blanchit l'émail des
dents et en prévient la carie, en détachant les corps
étrangers que les alimens et la salive y déposent
sans cesse. Mais l'usage de cette eau pour la toi-
lette de la bouche, nécessite une précaution fort
importante, c'est celle de ne pas s'en servir au moment même où elle vient d'être transportée de.
la cave, mais seulement après qu'elle est restée
quelques heures dans un lieu où règne une douce

température; sans cette attention, elle pourrait, ainsi que cela arrive également avec les autres liquides, produire sur les dents une impression sinon nuisible, au moins très-désagréable.

Ce qui vient d'être dit n'étant que l'extrait des écrits des plus fameux médecins de l'Allemagne, doit inspirer à tout homme impartial une juste confiance. Néanmoins il peut être utile pour ceux des lecteurs français à qui de tels témoignages auraient laissé quelques doutes, de les étayer de l'autorité des médecins français les plus doctes et les plus avantageusement connus par leur véracité ; c'est ce que nous allons faire, en nous bornant à rapporter un petit nombre d'exemples puisés dans les ouvrages qui ont le mieux traité de cette partie de la science médicale.

Les eaux de Seltz, dit le docteur Lieutaud, ancien régent de la faculté de Paris, premier médecin du Roi et de Monsieur, de l'académie royale des sciences, etc., sont comptées au nombre des médicamens dépuratifs : elles augmentent la sécrétion des urines, favorisent leur sortie et ressèrent le ventre : elles conviennent singulièrement dans les maladies de poitrine, lorsqu'on les boit coupées avec du lait. On les administre aux hypocondriaques et aux hystériques, pour les rhumatismes, la goutte et contre les maladies de la peau qui sont accompagnées de démangeaisons. Leur qualité un peu alcaline les rend propres à prévenir les crudités acides qui suivent si communément l'usage du lait. (*Précis de la matière médicale.* Tom. 1er., pag. 132.)

L'eau de Seltz, dit M. Bouillon-Lagrange, docteur en médecine, professeur de chimie aux écoles de pharmacie de Paris, et vétérinaire d'Alfort, etc., figure avec distinction parmi les médicamens dépuratifs ; elle augmente la sécrétion des urines et convient particulièrement dans les affections de la poitrine, dans les rhumatismes et la goutte. Les hystériques et les hypocondriaques se trouvent merveilleusement bien de son usage, et les personnes qui sont attaquées de dartres et de maladies de peau en font emploi avec beaucoup de succès ; on la boit pure ou mêlée avec du vin, mais il ne faut jamais la faire chauffer, sans quoi on lui enlève de ses propriétés en dissipant une partie ou la totalité de son gaz acide carbonique. C'est peut-être même, ajoute ce savant chimiste, faute de prendre cette précaution, que des malades à qui on les avait prescrites n'en ont pas toujours éprouvé les bons effets qu'ils en attendaient.

(Essai sur les eaux minérales naturelles et artificielles. Page 362 et suivantes.)

Feu M. Peyrilhe, savant médecin et professeur à l'école de médecine de Paris, a également parlé très-avantageusement de l'eau de Seltz, dans son tableau méthodique d'un cours d'histoire naturelle médicale, ouvrage justement estimé et qui est entre les mains de tous les hommes de l'art. L'article qu'il consacre à ce sujet est à la vérité fort peu étendu, mais dans sa concision il dit beaucoup, ainsi qu'on va le voir par ce qui suit, qui sont les propres paroles de l'auteur. « Stomachiques, » tempérantes, rafraîchissantes, apéritives, diu—

» rétiques, anti-scorbutique, anti-spasmodique ;
» cachexie, phthisie nerveuve, flueurs blanches,
» règles et flux hémorroïdes excessif, gonorrhées,
» affections cutanées, etc. *Dose*, de deux livres à
» quatre livres tous les matins, même aux repas,
» avec le vin, qu'elles rendent agréable et piquant,
» ainsi que les autres eaux fortement gazeuses. Fort
» renommées et méritant leur réputation. »

Dans ces derniers temps, l'illustre M. Alibert, premier médecin ordinaire de sa majesté Louis XVIII, etc., dans un ouvrage immortel, *le Dictionnaire des sciences médicales*, tome 11, page 58, a consigné, sur les propriétés médicinales de l'eau de Seltz, ce qui suit :

« Les vertus précieuses de l'eau de Seltz, sont
» connues de tous les médecins ; elles ont été spé-
» cialement célébrées par Hoffmann ; aussi n'est-il
» pas d'eau minérale dont l'usage soit plus géné-
» ralement répandu. On les administre avec succès
» dans le scorbut, la fièvre adynamique, la leu-
» corrhée constitutionnelle, la menorrhagie pas-
» sive, l'affaiblissement des organes digestifs ; dans
» quelques cas ces eaux augmentent considérable-
» ment la sécrétion des urines. »

Nous bornerons ici le détail des propriétés et des divers emplois de l'eau de Selters si justement célèbre depuis des siècles. Des milliers d'individus habitant toutes les parties du globe, en ont fait usage avec un succès constant, et lui doivent les uns la vie, les autres le terme de douleurs inouïes. L'abondance de sa source qui jamais n'a tari, fait espérer qu'elle jaillira encore pendant bien des siècles pour le bonheur de l'humanité souffrante.

A METZ, chez LAMORT, Imprimeur, rue du Palais, n°. 10.

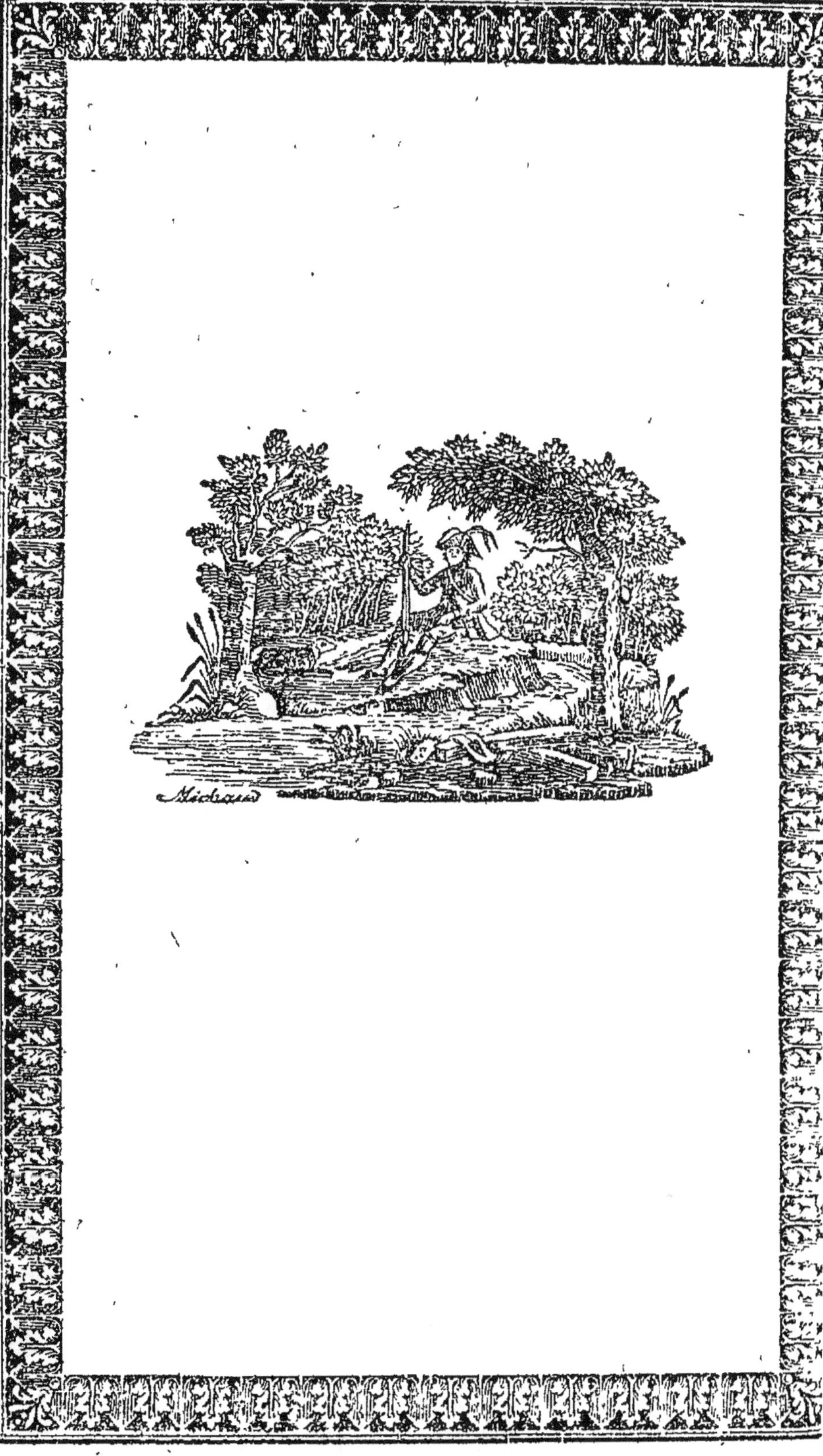